JULES SÉVERIN

Médecine antijuive
et française

> La vraie médecine est celle qui prévient, qui supprime la cause des maladies, et laisse agir la nature. Dans ces conditions, il y a 100 p. 100 de chance de guérir.

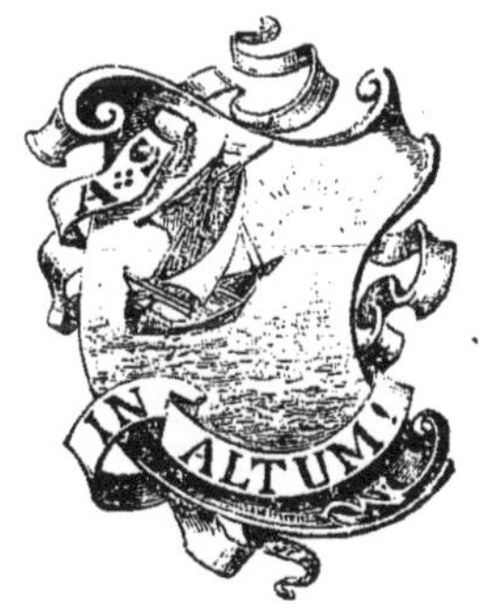

PARIS
ALBERT SAVINE, ÉDITEUR
Rue des Pyramides et Rue d'Argenteuil, 13

1896

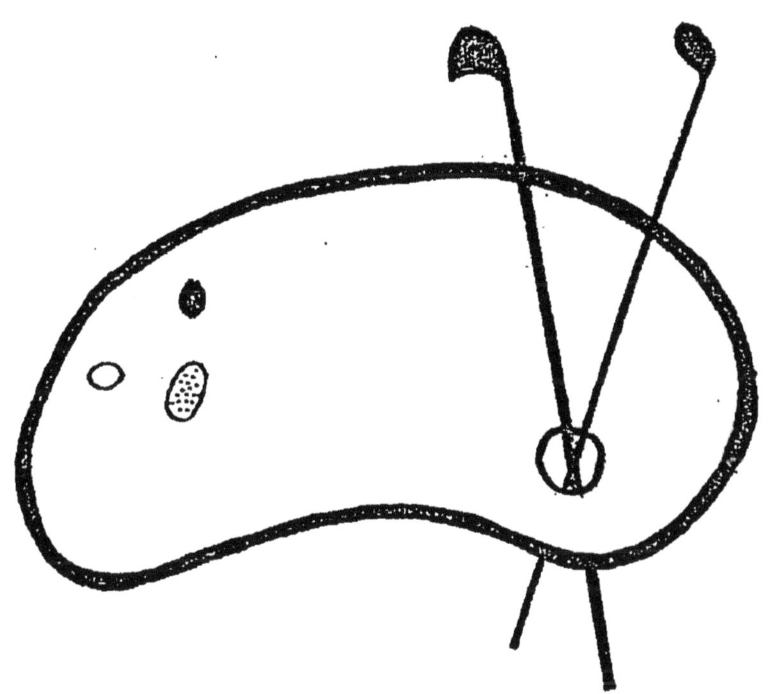

FIN D'UNE SERIE DE DOCUMENTS
EN COULEUR

MÉDECINE ANTIJUIVE
ET FRANÇAISE

SAINT-DENIS. — IMPRIMERIE H. BOUILLANT, 20, RUE DE PARIS

JULES SÉVERIN

Médecine antijuive et française

La vraie médecine est celle qui prévient, qui supprime la cause des maladies, laisse agir la nature. Dans ces conditions, il y a 100 p. 100 de chance de guérir.

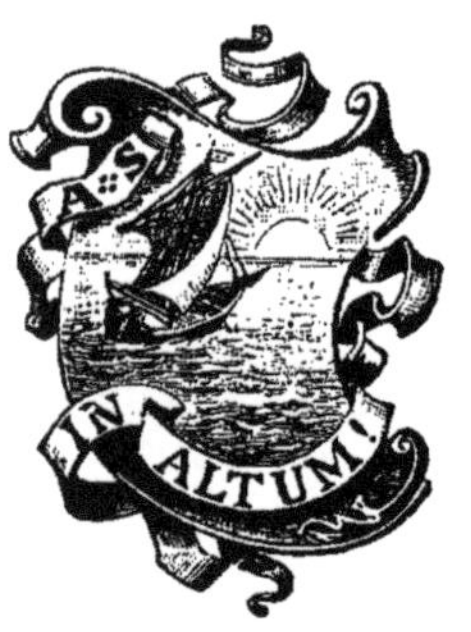

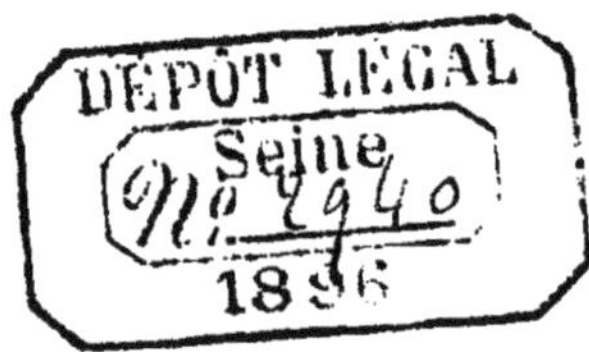

PARIS
ALBERT SAVINE, ÉDITEUR
14, RUE DES PYRAMIDES ET RUE D'ARGENTEUIL, 13

1896

PROLOGUE

La nature, dans ses transformations successives, se renouvelle sans cesse.

L'acide carbonique, qui s'élève de nos foyers, est repris par les feuilles des forêts sous l'influence des rayons solaires, et reforme le bois qui l'avait fourni.

La vapeur, qui monte de l'Océan, retombe au moyen des pluies, et retourne par les sources à l'Océan qui l'avait produite.

La matière organique, tour à tour réduite par la plante, brûlée par l'animal, repasse indéfiniment par les mêmes phases et sert indéfiniment de nourriture à la plante et à l'animal.

Qu'est l'homme au milieu de toutes ces transformations ?

Un ensemble de transformations lui-même. La vie, c'est le mouvement; le mouvement, c'est l'usure, et chaque organe redemande ce qu'il a perdu. L'estomac se fait l'écho de ces besoins, et, par le principe admirable de la sélection, chaque organe reprend au passage ce qui lui est propre.

Tant qu'un accident ou la volonté contraire de l'homme ne vient pas altérer l'ordre providentiellement établi, la nature est douée d'une éternelle jeunesse, et revient toujours à son point de départ.

L'état normal, c'est la santé. Il suffit donc d'étudier les phénomènes vitaux pour voir ce qui s'y est glissé d'anormal; en les rétablissant, on rétablit en même temps la santé et la vie.

Comme une cause disparue ne produit plus d'effet, la maladie disparaît avec la cause qui l'avait amenée.

C'est ce que nous allons étudier ensemble.

MÉDECINE ANTIJUIVE
ET FRANÇAISE

I

LES FERMENTATIONS VITALES

On sait que les produits hydrocarbonés, dans le genre des sucres, amidons et fécules, sous l'influence des substances azotées en décomposition ammoniacale, subissent une première fermentation qui les transforme en glucose, puis le glucose se dédouble en alcool et acide carbonique qui se dégage, et, si la fermentation se fait au contact de l'air, l'alcool s'oxyde et se change en acide acétique, qui lui-même se change définitivement en acide carbonique et en eau.

Ainsi, sous l'influence de la diastase ou levure de bière, du marc de raisin, de la lie de cidre ou de vin, des levures en un mot, comme autrefois on l'opérait au moyen d'albumine ou de caséine en décomposition, le mouvement atomique produit par une décomposition préalable que les corps hydronés n'auraient pas subie d'eux-mêmes, forme des déplacements ou des équivalences qui, obéissant aux lois de Berthollet, finissent, dans une combustion lente et successive, par se transformer en produits gazeux.

M. Pasteur a illustré le début de sa carrière par l'étude des fermentations. En opérant au moyen de levures pures, à l'abri du contact de l'air et sans pression, on a le glucose, puis l'alcool. En opérant au contact de l'air, l'oxydation de l'alcool commence immédiatement, et la combustion complète s'opère.

Il faut, pour la fermentation, de l'eau, la température et des ferments. Qui niera que dans l'organisme humain ces trois choses ne soient réunies : l'eau de la nature et celle des boissons, la chaleur moyenne de 37° centigrades, et la matière azotée des aliments ?

Mais, en brûlant, les unes lentement, comme le sucre, l'amidon et la fécule ; les autres rapidement, comme les alcools, ces substances dégagent des calories qui communiquent au corps humain sa chaleur.

Inspirons-nous des principes de la thermochimie (1).

Chaque kilogramme de pain blanc contient environ 540 grammes d'amidon, $C^{12}H^{10}O^{10}$, dont l'équivalent, 162 grammes, développe en brûlant 685 calories, c'est-à-dire de quoi élever 685 kilos d'eau d'un degré. La règle de trois nous donne pour 540 grammes 2283 calories, 3 ; et, pour un homme de 60 kilos, 38° centigrades de chaleur successivement fournie.

Chaque kilogramme de pommes de terre contient environ 206 grammes de fécule, dont l'équivalent et la formule sont les mêmes que ceux de l'amidon. La proportion de

(1) Les formules qui suivent sont prises dans l'*Annuaire des Longitudes*, année 1896.

chaleur pour 206 grammes de fécule contenue dans un kilo est de 871 calories, et pour un homme de 60 kilos, de 14°,5 centigrades.

Le sucre a pour formule $C^{24}H^{22}O^{22}$; son équivalent est 342 et dégage 1355 calories. 1 kilogramme de sucre produira donc 3961 calories; et, pour un homme de 60 kilos 66°, ou 6°,6 par 100 grammes de sucre absorbé, sucre raffiné ou sucre des fruits.

L'alcool a pour formule $C^{4}H^{6}O^{2}$, et pour équivalent 46, dont la chaleur de combustion est de 325 calories. Un litre de vin à 7°, contenant environ 70 grammes d'alcool, produira donc 494 calories, 5, et pour un homme de 60 kilos 8°,2. Deux centilitres d'eau-de-vie à 50° ou 10 grammes environ d'alcool pur produiront 70 calories, 6; et, pour un homme de 60 kilos, 1°,17. L'alcool, étant immédiatement combustible, donnera sa chaleur en cinq ou six heures.

Le bon vin, marquant 15°, produira plus du double, et, comme au-dessus de 15° d'alcool, le sucre se conserve, pourra produire encore de la chaleur par le sucre rémanent.

Tel est le principe de la chaleur vitale. A mesure que ces produits ont été délaissés, l'humanité a subi des maladies de refroidissement. Ce sont les aliments respiratoires et calorifiques.

L'homme brûle, la plante réduit, et ces maladies disparaissent lorsqu'on a recours au règne végétal qui les fournit. Dans la plante sont le carbone et l'hydrogène que l'animal brûle. Dans le règne animal sont les résidus de la combustion de l'être animé : dans la viande, les poissons et les œufs; dans le fromage également, produit de la fermentation du sucre de lait qui s'est transformé en acide lactique et a disparu par l'égouttage.

L'alimentation moderne, en s'emparant de ces derniers produits, qui sont des aliments azotés, y a trop cherché une panacée fortifiante. Dans la fibrine de la viande, dans la gélatine du poisson, dans l'albumine de l'œuf, dans la caséine du fromage, qu'elle a additionnées encore de la caféine du café et de la théine du thé, elle a trouvé l'aliment plastique et nerveux. Elle a oublié le principe primordial de la chaleur, et on a dû y suppléer par les flanelles et les calorifères, par les sports ou l'exercice qui brûle la matière azotée, par un mouvement supplémentaire que les classes riches ne prennent pas assez.

Nonobstant, les maladies de refroidissement sont venues :

La bronchite, l'asthme, le catharre qui expectorent l'albumine ou la matière azotée prise en excès ; la congestion pulmonaire, quand ces maladies arrivent au dernier degré ;

La matière azotée, incomplètement brûlée, a laissé déposer l'acide urique, qui a formé les calculs, la gravelle, la goutte et le rhumatisme ;

Le glycogène du diabète, qui, comme tous les ferments, est azoté, qui exagère la rapidité des décompositions, qu'on traite et qu'on ne guérit pas par la viande et par le pain fabriqué avec du gluten (*la partie azotée de la farine*), et qui porte la gangrène sur les plaies du corps ;

Les abcès, qui, renfermés dans une circonscription restreinte par l'arrêt d'un sang trop solide, ne peuvent plus éliminer par les voies naturelles les produits de la décomposition du corps et doivent s'ouvrir un passage à travers les organes;

Les migraines et les douleurs, produits par cet arrêt de circulation; la paralysie et l'apoplexie comme couronnement;

Les maux d'estomac, l'estomac repoussant la pléthore de substances azotées qui lui vient, et que le sang refuse de lui reprendre par l'osmose;

L'anémie, ou privation de sang, maladie des jeunes personnes renfermées, qui sont nourries au régime moderne, n'ont plus que de l'eau et des matières solides dans le sang, et sont privées de globules de sang, que les gaz du charbon qui transpirent à travers la fonte des appareils de chauffage viennent atrophier encore.

Chose merveilleuse! le régime végétal guérit tout cela en quelques jours; le régime animal, que Payen le physiologiste nous

1.

conseillait il y a trente ans, et qu'on a majoré sans cesse, l'aggrave, et les végétariens triomphent.

Payen parlait avec raison. Le régime azoté est nécessaire; mais l'excès a fait dépasser le but. Aujourd'hui, il faut faire machine en arrière; mais les végétariens le dépassent aussi, et la réaction se fera plus tard contre leur doctrine.

L'harmonie, la réparation des forces dépensées, telle était la règle; et, un régime comprenant tout, la raison. Il n'y a pas d'aliment qui donne la nourriture complète.

II

RÔLE DES CORPS AZOTÉS

Rien n'est merveilleux comme le rôle de l'azote. Difficile à combiner, quand il l'est il ne reste jamais en repos. Il produit le protoplasma ou le nucléus, la mousse qui augmente et se dessèche, qui donne la croissance animale ou végétale. Il dédouble la cellule et la féconde, la développe et l'active. Dans le corps animé, il forme la fibrine, la gélatine, l'albumine, comme dans la plante le gluten et la légumine. Il est nécessaire au mouvement, et ses composés dans le corps ne se brûlent et ne se transforment que par le mouvement.

On l'avait pris pour un principe de vie presque exclusif; il est l'un des principaux éléments de la vie animale. Il est celui de la mort aussi, dans ses composés explosifs qui jettent la terreur et l'effroi. Il l'est également parce qu'il préside aux décompositions posthumes.

Dans le corps de l'homme, pas de mouvement sans azote, pas de décomposition azotée sans mouvement. Et voilà l'erreur pour ceux qui l'accumulent ! Il travaille, malgré eux, par la névrose, l'insomnie et l'hystérie. Mais la vie même est un mouvement, et ainsi il disparaît; le tout est de le pondérer, et de le mesurer aux nécessités que nous en éprouvons.

Que le régime hydrocarboné de l'alcool ait atrophié le cerveau, l'azote donné sous forme d'ammoniaque, détruit ces effets, les viandes l'empêchent en partie de se produire. Qu'un régime azoté nous cause un malaise naissant, le produit hydrocarboné le fait disparaître. Ainsi, les deux se complètent, et se corrigent.

La matière azotée se transforme en urée proportionnellement au travail dépensé; les urines l'éliminent. L'urée à l'air fermente et se change en carbonate d'ammoniaque par la fermentation putride ; la plante reprend les sels ammoniacaux et en reforme ses produits.

Et toujours l'azote recherche l'acide phosphorique ; ils sont ensemble dans les nerfs, dans les os, dans le cerveau, dans l'urine. Si l'azote, par ses transformations magiques, est le principe du mouvement, le phosphore, réduit dans le cerveau, est peut-être celui de la vision. Mais il est dans l'œil des liquides qui sont formés de carbone et d'hydrogène, et à leur tour se troublent par l'abus du régime azoté.

La matière azotée se dissout dans l'estomac, grâce à la pepsine et à l'acidité qui y règne ; elle redevient insoluble par l'alcalinité du sang, et ainsi la chair des animaux devient la nôtre, leur corps devient notre corps, leur force et leur vie notre force et notre vie. L'acide phosphorique, lui aussi, se dissout dans l'acide de l'estomac, et devient insoluble dans un sang toujours alcalin, mais les lois de la cristallisation l'appellent auprès des os et des nerfs. C'est le principe admirable de la sélection! L'acide phosphorique n'y va jamais sans l'azote, qu'il garde à l'état de gélatine.

Dans le second appareil digestif, l'intestin, se fait la fermentation des aliments hydrocarbonés qui, eux, ne fermentent pas seuls, ont besoin de l'azote pour l'opérer, plus lentement dans ce long canal de navigation de sept mètres de long.

Si les aliments azotés constipent, ce qui amène l'empoisonnement du sang, suivi de fièvre, les aliments hydrocarbonés relâchent. Ils peuvent causer des dérangements intestinaux par leur fermentation trop active. Il en est de même quand on brûle trop vite la matière azotée par une trop grande fatigue. Dans ce cas spécial, les viandes rôties guérissent et réparent instantanément les forces dépensées.

Mais qu'il est merveilleux de voir se rendre d'un côté l'acide dans l'estomac, et de l'autre non l'ammoniaque, mais l'ammonium, qui produit en outre de l'ammoniaque de l'hydrogène, ou le pseudo-métal réducteur, permettant la sélection des principes réduits, qui se rendent surtout au cerveau, comme s'il y avait dans nous une pile humaine, avec l'un des pôles l'estomac, l'autre pôle l'intestin, et un accumulateur : la moëlle épinière !

Ce qui a résisté à la digestion de l'estomac, et à la digestion de l'intestin, partie insoluble et inutile, est rejeté ensuite. Le corps ne conserve que ce qui peut lui être utile.

Quand l'azote manque, les nerfs s'amollissent, le corps se relâche, la voix faiblit ; c'est le dépérissement. La vapeur du cigare est un carbonate d'ammoniaque qui, comme tous les corps azotés, stimule et excite les nerfs, mais rapidement, comme une fumée qui s'envole.

Nous avons vu que l'excès d'azote produit les maladies du sang; l'excès de matières hydrocarbonées produit celles des poumons, et notamment la phtisie. Elles développent des chaleurs subites et des fièvres chaudes, en un mot tout le contraire du régime azoté; en quantité pondérée, elles rétablissent la circulation et la chaleur, qui permet au sang de répandre ses principes vivifiants.

En un mot, ces deux genres d'aliment se complètent et se corrigent de la meilleure façon. Il n'y a pas de santé sans hygiène, et la première est celle de l'alimentation.

L'alimentation est un ensemble de forces qui, prises d'une manière inconsciente, amènent 90 p. 100 des maladies, et d'une manière harmonieuse, entretiennent la santé et la vie.

Combien vivraient, s'ils en avaient connu les règles! Combien guériraient s'ils savaient corriger un régime par l'autre! Combien s'octroieraient un brevet de longue vie, s'ils suivaient ces précieuses indications!

III

LES MATIÈRES GRASSES

La graisse, à proprement parler, est une concrétion du corps des animaux. Mais le chimiste appelle du même nom aussi bien la stéarine du mouton, la margarine du bœuf, que la butyrine du beurre, et l'oléine du chanvre, du lin, du colza ou de l'œillette, et même quelque peu du maïs.

La graisse est nécessaire à la digestion des légumes, elle entre dans la composition des organes qu'elle asssouplit, dans la constitution du cerveau. Administrée en excès, elle fait l'effet d'un purgatif, feutre l'intestin, et détruit l'osmose. Mais, associée à la viande, dont la digestion se fait dans l'estomac, surtout à l'état de viandes grasses, dont les cellules sont inondées de graisses *(car les viandes en contiennent en sortant de nos fermes de 10 à 40 pour 100, le lard seul en contient* 70*)*, pour des personnes que ce régime constipe plutôt, elle s'assimile, se dépose, forme des tumeurs graisseuses, dont la dégénérescence est le kyste, et oblige à des opérations chirurgicales pour l'extraire.

Elle se perd par transpiration et dans les selles. On a même cru qu'elle se brûlait; on s'appuyait pour cela sur l'exemple des Esqui maux, dont la consommation presque exclusive l'hiver, pendant leur long sommeil, dans les maisons de glace, serait l'huile de poisson.

A part cet exemple cité, cette opinion est dans ses généralités peu probable. Il faudrait, pour que la graisse fermentât, qu'elle fût dissoute; elle l'est bien un peu par l'ammoniaque du sang. Mais, à voir combien ceux qui mangent les viandes engraissées dans les villes, qui mangent les légumes les plus assaisonnés de beurre ou de graisse, en assimilent davantage, l'obésité, les tumeurs qui y règnent, il faut bien admettre qu'une grande partie résiste à la décomposition journalière.

Peu à peu, dans l'engraissement des animaux, par la graine de lin ou les tourteaux, l'eau qui était dans les cellules se retire, la graisse en prend la place, et quand cette opération s'achève, la vie de l'animal se termine. Remis en pâture, au lieu d'être envoyé à la boucherie, il gagne des maladies et meurt : la graisse ne vit pas. Le porc, qui s'engraisse le plus vite, est celui dont la vie est la plus courte.

Je cite cet exemple pour me demander si réellement la spéculation qui consiste dans les fermes à acheter des animaux maigres pour les engraisser et les envoyer consommer en ville sous une forme où la graisse est dissimulée dans les cellules de viande, comme les échantillons d'animaux gras exposés dans nos concours, est bien utile à ceux qui les consomment, et dont les organes s'atrophient ainsi peu à peu.

L'homme des champs garde pour lui la

viande maigre qui a sa préférence, n'inonde pas de beurre ou de lard ses légumes, et ne s'en porte pas plus mal. Il a de plus vertes vieillesses.

IV

PROPORTIONS A GARDER

Les Allemands ont fait des études spéciales sur l'alimentation. Dans l'*Étude de l'alimentation des bêtes bovines*, le Dr Kühn nous retrace ce qu'il faut de matière protéique (*azotée*), grasse ou hydrocarbonée, pour les animaux au travail, au repos ou à l'engraissement, d'après les données de la science et de la pratique : le Dr Wolff a publié également une *Étude de l'alimentation des animaux domestiques*, basée sur les nouvelles recherches physiologiques ; et, indépendamment de nombreux ouvrages qui me sont tombés sous la main, les Allemands ont fait des travaux qui regardent spécialement l'homme. J'ai moi-même, en 1883, publié un ouvrage. Le Dr Sée a reproduit dans les feuilletons du

Moniteur exactement les mêmes formules et enseignements. J. de Brévans, dans *Le pain et la viande*, et *Les légumes et les fruits*, a donné des indications très utiles sur cet important sujet.

La proportion conseillée est de 20 grammes d'azote en moyenne ou 125 grammes de matière azotée similaire de l'albumine; 50 gr. de matière grasse, et 520 de matière hydrocarbonée, ce qu'on réalisera en mangeant du pain, — de la viande ou poisson ou œuf ou fromage en même proportion que les légumes, plutôt moins, — du dessert, fruits ou sucreries, — et des boissons fermentées.

La relation de la matière azotée au total des autres, appelée adipo-protéique étant de 1 à 4,5, il est évident que la seconde catégorie comprenant la partie azotée contre les 4 autres qui sont hydrocarbonées, pour peu que les légumes l'emportent sur la viande, on a la relation indiquée, sans balance de précision et sans tables alimentaires; et, si on se trompe, on le sait par son état de santé, et on peut facilement corriger.

V

RÔLE DU FER DANS LA RESPIRATION

Bien grand est le rôle du fer dans la respiration, et bien grand le besoin de se le procurer. C'est lui qui forme la partie active des globules du sang; c'est lui qui par ses oxydations et désoxydations successives, passant de l'oxyde au minimum à celui au maximum, et inversement, transporte l'oxygène pris dans les poumons pour le céder dans les organes, rouge au départ, vert au retour, et le transmet sous la forme réduite où il est à l'état solide.

Mais en vain l'a-t-on cherché dans le fer réduit par l'hydrogène, en vain dans les sels minéraux ou organiques, iodure ou oxalate.

Ce qu'il fallait, c'était l'introduire à l'état de globules du sang, ferrugineux, organisés et actifs.

Et aujourd'hui, que de jeunes personnes anémiées, c'est-à-dire privées de sang, les réclament ! La chair exsangue des animaux ne les contient plus, et le peu qui eût pu rester est détruit par la cuisson. Des Docteurs ont été jusqu'à faire boire le sang cru des animaux : des maladies s'en sont suivies. Et aujourd'hui, on fabrique avec le plus grand soin l'hémoglobine ; ce sont des globules de sang mis dans une liqueur, et qui font merveille.

Cet état pathologique n'existe guère à la campagne. Il est particulier aux personnes nourries comme le sont les bourgeois, plus près de la boucherie et du marché aux poissons que du potager, vivant dans un intérieur surchauffé et privé d'oxygène, avec des exercices de piano ou de couture, de tapisserie ou de crochet, de lecture ou d'écriture, ou aux jeunes gens renfermés dans les classes d'étude.

Et voilà que les revues scientifiques viennent de publier un travail consciencieux prouvant que le fer des sels pharmaceutiques n'était point assimilé, mais que celui des plantes, des plantes vertes surtout : les épinards, l'oseille, l'était presque en entier. C'était donc bien la chlorophylle des plantes, qui doit au fer qu'elle renferme ses facultés respiratoires, qui les communiquait à l'homme, réhabilitant d'un seul coup aussi bien l'alimentation végétale que la pharmacie végétale trop oubliée et discréditée.

Grâce à elle, cette alimentation des siècles qui nous ont précédés, et des peuples virils encore, nous retrouvons les combustions vitales, et l'agent de la combustion lui-même. Nos pères ont cherché le remède au jardin des plantes, et nous dans les cornues du chimiste, où la vie n'est plus, et d'où elle n'a pu sortir.

Tout ce qui précipite le fer à l'état inerte empoisonne la vie, l'acide sulfhydrique à l'état de sulfure, cyanhydrique à l'état du bleu de Prusse, l'oxyde de carbone qui forme une combinaison avec lui, comme, dans un autre ordre d'idées, l'acide arsénieux ou arsénique, phosphorique, azotique ou phénique qui coagulent l'albumine font des brûlures. Le chlore, qui détruit les acides sulfhydrique et cyanhydrique, l'oxygène pour le cas d'asphyxie par l'oxyde de carbone, sont les antidotes de ces poisons.

Mais combien plus douce la mort par les agents qui s'attaquent au sang, que ceux qui, lui laissant porter aux nerfs leur vitalité, attaquent ceux-ci en pleine vigueur, comme la guillotine par exemple, qui, à en juger par les animaux, ne paraît pas donner la mort instantanée, et donnerait alors la plus douloureuse.

VI

INFLUENCE DES FERMENTS DÉLÉTÈRES

Pour quiconque a étudié l'action des ferments étrangers, on sait combien ils nuisent à une bonne fermentation. Ainsi, une personne qui a mauvaise haleine suffit pour faire tourner le brassage de la bière. De ce nombre, nous étudierons surtout les ferments putrides.

La pourriture, notre grande ennemie, dont les ferments entrent par l'air des bouches d'égout, par l'eau contaminée, par les viandes faisandées, est la source des maladies contagieuses, des fièvres pestilentielles.

A quoi songent nos municipaux, en établissant le *Tout à l'égout*, refusant au soleil et à la plante les matières fertilisantes enlevées du sol, pour en empoisonner les citadins ? Il faut fuir ces centres empestés. Le sol les eût désinfectées, la plante régénérées, et la nature les réclame.

Et ces eaux, chargées d'immondices, déversées dans les rivières, qui ont détruit leur limpidité, qu'accusent le chlorure d'or et le microscope, et qui laissent passer à travers les filtres leurs agents nuisibles, que l'ébullition ne rend inoffensives que jusqu'à l'établissement d'une nouvelle colonie de microbes, dans cet étonnant bouillon de culture ! Quelle prospérité pour les eaux minérales, que d'honoraires pour les médecins en peine de clients, mais quels deuils continuels dans les familles !

Et ces viandes faisandées l'été, dégelées ou malades ! Ces poissons, qui ont huit jours de bateau de pêche, et plusieurs jours de voyage et de marchés !

Dans ce cas spécial, il faut recourir aux antiputrides. L'acide citrique du citron enlève la nocuité à ces poissons ; l'acide acétique du vinaigre à ces viandes, la limonade sulfurique rend au corps, après quelques verres absorbés, l'appétit et la santé parfaite. Pour détruire les ferments ammoniacaux, rien de tel que les acides.

Mais fuyez l'air empesté, si vous voulez guérir! Évitez ces eaux malsaines, où nous avons vu des serpents de 10 mètres de long au microscope géant, et arrêtez les causes qui les ont amenés! Édictez des mesures sévères contre ceux qui font le commerce ou l'importation de la charogne de toutes les nations!

Car quoi que vous fassiez, vous êtes exposés; la cellule de l'animal tué à l'abattoir vit encore, mais celle-là est morte. La plante du marché, nouvellement arrachée, reprendrait en terre; plus tard, elle s'étiolerait et mourrait. Il y a dans tout ce que vous mangez un contingent de vie qui vous nourrit, de mort contre lequel il faut lutter.

Prenez à 100 pour 100 de vie, si vous pouvez, et défendez hardiment l'État-major de la place, votre estomac, de qui tout dépend dans votre forteresse. Lui pris, il faut se rendre, et on est la proie de l'ennemi !

En outre des ferments putrides, la viande malade nous communique aussi ses parasites. Réclamez une inspection sanitaire sérieuse, et détruisez ce qui eût pu échapper par la cuisson. C'est donc une erreur de manger la viande à peine cuite, comme on le fait trop souvent de nos jours.

VII

L'ORDRE PROVIDENTIEL

Je crois devoir, à ce point de notre étude, rendre hommage au Créateur de l'univers. Si variées que soient les découvertes de l'homme, il ne peut rien créer. Si étendues que soient ses connaissances, il ne peut rien rétablir sans le secours de la nature. Tout son rôle consiste à conserver ce moteur admirable qu'il a reçu de Dieu. Encore les causes, contre lesquelles il lui faut lutter, lui sont-elles souvent cachées, et ne les découvre-t-il le plus souvent que par l'observation lente et patiente de savants qui y usent leur existence pour conserver celle des autres.

Mais quel bel ordre autour de lui, dans ce

jardin de délices, où tout a été établi pour le servir à souhait! Les plantes poussent à chaque printemps et lui donnent l'une sa tige, l'autre sa racine, l'autre ses feuilles, l'autre son fruit. Les animaux vivent, s'engraissent et meurent pour orner sa table; d'autres le conduisent ou le servent; le poisson se prend dans ses filets, souriant à ses convives. Un vin généreux pousse sur ses coteaux; les métaux sortent des entrailles de la terre pour décorer sa demeure, et les forêts vierges lui procurent les meubles de choix et de bon goût pour s'y reposer, ou y garder des souvenirs amis. Il appelle la science, et elle répond à ses désirs encore inexprimés; elle a canalisé la foudre, pour lui fournir la lumière la plus fixe et la plus étincelante, elle a transmis sa pensée avec la rapidité de l'éclair, aux extrémités de l'univers. Tout ce qu'il a rêvé, elle le lui a fourni, sans s'épuiser jamais, sans que rien eût manqué à ses désirs insatiables.

Et lui, messager du Très-Haut, toujours poussé vers l'éternel devenir, semant les merveilles sous ses pas, sans qu'elles l'aient rassasié, fait pour l'Infini et la contemplation de l'idéal divin, a tout admiré sans s'arrêter jamais, emporté par le spectacle toujours grandissant de ces richesses et de ces beautés, comme le passager qui lui-même n'a pu s'établir ici-bas une demeure stable ; il passe emporté par le Temps jusqu'aux rives de l'Éternité, et la barque qui le conduit marche toujours. Il peut la ralentir quelquefois, l'arrêter jamais. Après l'exil vient la Patrie, et Dieu n'a pas permis qu'il fixât ici-bas sa demeure éternelle.

Pourtant, fait pour le bonheur, et non pour la souffrance, il côtoie la fange, et il en souffre. Mais, dans l'observance des préceptes saints, il trouve la sérénité de l'âme qui rayonne au-dessus des bas-fonds, et de plus il y trouve la formule pour éviter les maux qui assaillent la cité du monde : modération, tempérance, vertu, au-dessus de laquelle il découvre cette autre : sagesse, plan divin, harmonie.

Oui, jusqu'à la bouchée de pain qu'il porte à sa bouche, jusqu'au vin qui réchauffe ses entrailles, tout chante la gloire de Dieu, parce que tout a été fait d'après les règles d'une mélodie céleste, où rien n'est indifférent, ni négligé. C'est l'Art suprême, où les merveilles de l'infiniment petit éclatent dans l'infiniment grand, de l'atome qui vibre à l'unisson jusqu'au *Père excellent Artiste* de l'univers.

VIII

LES EXCÈS

Aristote l'a dit : le dernier état de l'homme est la contemplation du Beau idéal. Et dans la contemplation du monde invisible dont le monde visible est le reflet, Dieu nous donne des lumières comme avant-goût, des jalons par ses enseignements. Ses enseignements sont foulés aux pieds par le monde moderne, comme les perles par les animaux; ses lumières mêmes l'ont trouvé inaccesslble. Pressé de jouir de ce qui est fugitif, il n'a rien compris à cette harmonie qui pénètre tout, et s'est lancé dans les excès.

Excès d'orgueil, qui produit les emportements et les insatiabilités, et qui a causé tant de ruptures et de lésions internes! Excès d'envie qui alimente la bile! Les débauches, cortège hideux, où il a gaspillé dans l'orgie des forces vives, est arrivé à l'épuisement, et a trouvé la pourriture qu'il avait cherchée! Excès de table, où, sans vouloir comprendre le jeu des forces assimilées, il ne s'est guidé que par la sensualité, et a choisi de préférence les excitants qui portent à la luxure. Le médecin athée a été complice : le médecin athée est incapable de guérir.

Ignorant des secrets de la vie, et de cette harmonie céleste qu'il ne connaissait pas, il a cherché dans les cornues, où règne la mort, pour tuer ce mal inconnu qu'il poursuivait de ses haines, au lieu de rétablir l'harmonie momentanément détruite; et, dans un siècle où tout a progressé, excepté lui, son œuvre a été frappée d'impuissance. Il a conseillé l'abus et les extraits des viandes; il a violé les règles de la nature, et ses drogues n'ont pas fait plus dans l'organisme surexcité qu'elles n'auraient fait dans une chaudière prête à éclater. Il a négligé l'étude des causes.

Mère tendre et pleine de sollicitude, l'Église que Dieu avait préposée ici-bas pour prendre soin de ses enfants, avait édicté des règles d'hygiène pour le printemps et le changement des saisons : poussé par le mouvement irréfléchi, on s'est précipité pour lui demander des dispenses nombreuses, et manger avidement cette chair des animaux terrestres et aquatiques, qu'au commencement l'homme n'avait pas le droit de manger. On a oublié cette frugalité antique, dont le nom vient des fruits de la terre, et on est comme la machine à qui il manquerait l'eau ou le charbon pour faire une œuvre utile. Les poisons n'y changeront rien; la raison éclairée doit régler les appétits des sens, et les écarts des tâtonnements humains.

IX

LES DROGUES

Il y avait, dans la pharmacie ancienne, toute une flore des plantes utiles à la médecine. Elles agissaient par la vertu des principes végétaux, plus que par les propriétés des minéraux qu'elles contenaient. On les a incinérées pour ne garder que ces derniers; puis, peu à peu, n'y trouvant point la panacée cherchée en vain, on s'est rejeté sur les sels extraits des minerais, dans ces sols inféconds où la plante même n'a pu trouver la vie. On a demandé un dépuratif au brome et à l'iode des mers, à l'arsenic même des gangues minérales.

L'arsenic fait des brûlures dans l'estomac,

en y coagulant l'albumine, et ne rend pas au sang sa composition, sa circulation facile et la chaleur qu'il n'a plus. Le bromure calme les nerfs, surexcités par l'azote, et dissout peu à peu le cerveau.

On a cherché dans les découvertes nouvelles de la chimie organique des alcaloïdes nouveaux; on a associé deux poisons des plus violents, l'acide arsénique et la strychnine, dont un excès amène le tétanos; on a trouvé avec les substitutions d'éléments le chloroforme, qui permet d'insensibiliser le corps, de le couper, de le tailler, et de le réduire, pour enlever le mal qu'on n'avait pu arrêter dans ses progrès, quand la vraie science consiste à guérir et à prévenir.

La pepsine a paru merveilleuse, parce que c'est un dissolvant qui permet de faire entrer dans un sang surazoté déjà une nouvelle quantité d'azote que l'estomac se refusait d'accepter, quand une purée de pommes de terre et un verre de vin muscat eussent instantanément guéri.

Les pastilles au chlorate de potasse sont

venues pour brûler les mucosités des rhumes, que quelques grogs chauds eussent mieux enrayés à l'origine.

Les bonnes tisanes de nos grand'mères, les pâtes pectorales, le réglisse et les sirops de gomme eussent mieux travaillé.

Mais, quoique le microbe soit plus souvent témoin ou conséquence, une fois engagé dans la voie des poisons, on ne cherchait plus qu'à le tuer par tous les moyens sur ce champ de guerre, où seul il semblait l'ennemi invisible, se jouant de la science de la Faculté, qui le poursuivait par le fer, le feu et le poison.

Le microbe règne plus que jamais, malgré les décrets rendus contre lui, et les spécialités lucratives chargées de le combattre. Il a trouvé son milieu de culture dans l'organisme moderne, et y a établi sa demeure.

X

LES BOUILLONS DE CULTURE

Depuis Jenner et Pasteur, l'idée de civiliser ces barbares, qu'on désespérait de vaincre, a hanté tous les esprits; on cherche le microbe de l'influenza, du choléra, de la fièvre typhoïde, scarlatine, ou autre, comme on a réussi à connaître et apprivoiser ceux de la petite vérole, du charbon, de la rage et de la diphthérie. Quand on les aura tous à l'état de vaccin dans le sang, la vie s'écoulera comme celle de ces arbres séculaires qui ne s'arrête qu'à la limite de leur croissance.

Pour le mouton herbivore, la bactérie du charbon se transforme dans le bouillon de poulet à 42°, en devenant probablement carnivore; et pour le carnivore de notre époque, le bacille du croup se transforme dans le sérum du cheval, d'un herbivore.

Zoophages et phytiphages, que ne vous associez-vous ensemble, pour faire disparaître tous vos maux?

Quand vous chercherez quelque jour le microbe qui sécrète l'acide urique, vous apprendrez que le bouillon de légumes transforme dans le corps et fait disparaître ce dernier.

Mais, dans la voie où vous êtes engagés, le microbe se joue de vos études; il en apparaît d'encore inconnus, messagers de maladies nouvelles, à mesure que vous triomphez des anciens.

C'est comme un immense champ, où vous ne chercheriez à traiter que la sanvre et le chardon, alors qu'un blé souffreteux y végéterait avec peine, et qu'il se laisserait envahir pendant le traitement par le chiendent et toutes les herbes de la création, tandis qu'un blé vigoureux triomphe de ses herbes, et, si un accident survient, que, débarrassé par le sarclage, il reprend rapidement le dessus.

Les enfants chétifs et malingres, à qui l'air et la lumière ont été parcimonieusement mesurés, ont toutes les maladies, alors qu'un enfant vigoureux en triomphe aisément.

L'air pur, la bonne alimentation, la boisson réconfortante ont plus souvent triomphé du microbe, que les préparations sorties du laboratoire. La nature prodigue sa vitalité; le savant apporte sa petite fiole, et sa seringue à injections. Autour de lui, mille ennemis cachés le guettent, pour rentrer après son départ. Une fois sorti, ils reprennent leur action destructive.

C'est comme dans le travail des mines, où la loi et l'inspecteur cherchent à empêcher d'étioler la vie de l'enfant. L'inspecteur vient rarement, on cache l'enfant quand il vient; celui-ci se remet à l'œuvre quand il est parti.

XI

LE SOMMEIL

La vie use; le sommeil répare. Les dépôts qui reconstituent les organes, comme les cristallisations, ne se font point pendant l'agitation. La vie brûle, agite, épuise, fatigue. Dans cet état particulier, où, comme suspendue, elle ne conserve que les fonctions nécessaires à son entretien, toute l'usure de la journée se répare: les nerfs calmés se nourrissent, les muscles se remplissent de principes vivifiants, la moëlle des os se concentre et s'enrichit, la graisse revient dans les articulations, la chaleur du lit rétablit la circulation du sang dans tous les organes.

Tout se prépare pour un nouveau travail.

Tel le mécanicien remplit sa chaudière, règle son feu, graisse les coussinets de la machine, assure le bon fonctionnement, et attend pour augmenter la pression de la vapeur l'heure du travail réglementaire. Toute la journée, il consommera du charbon, il produira un travail effectif, réparera comme il pourra les pertes; mais c'est au repos qu'il remet tout en état.

Voilà une plaie ouverte : un coup de canif imprudent. On y a mis un taffetas rose; tout le temps en agissant il se dérange, la plaie mal fermée suinte du sang, qui se caille, se dérange, et resuinte encore. La nuit, sous l'influence de la chaleur et du repos, elle se dessèche, durcit, forme une croûte; puis, par les pores de celle-ci, une dessiccation plus lente se fait, durcit lentement, reprend la nature de la chair; le derme, l'épiderme se reforment, elle se guérit.

Par ce qui se passe à la surface du corps, et sous nos yeux, jugeons de ce qui se passe à l'intérieur. C'est le même travail de reconstitution.

Le vent souffle du nord; il a rougi les yeux et les paupières. Le soir, après un bon repas qui ranime l'intérieur, auprès de l'âtre on s'est réchauffé, mais pas entièrement. Enveloppé dans la laine, le corps se réchauffera partout, la circulation reprendra dans ces petites veines rougies, que le froid avait rétrécies; le lendemain, les yeux sont mieux, le corps s'est réchauffé, est plus dispos.

Comme l'estomac s'était fait l'écho des besoins du corps épuisé, comme le sens du palais avait déjà laissé pénétrer une partie du suc des aliments pour en apprécier le bien-être, tous les organes réclament le repos : les yeux se ferment, les bras tombent, les jambes se fatiguent; seule la respiration, comme une garde vigilante, continue.

Et l'âme semble planer et se recueillir, prête à rendre au corps le mouvement, si quelque bruit, quelque mouvement subit, quelque inquiétude se manifeste.

Les fonctions sont suspendues; rien n'est arrêté.

XII

LA MÉTHODE NOUVELLE OU LA MÉTHODE ANCIENNE AUGMENTÉE DES DÉCOUVERTES MODERNES

Qu'il faille rafraîchir le corps par des végétaux, quand il est échauffé par des viandes en excès, la médecine ancienne le savait.

Que les plantes aient des vertus curatives spéciales, l'ancienne pharmacie en emplissait ses bocaux.

Elle employait comme purgatifs la rhubarbe et le séné, comme on emploie aujourd'hui les sels alcalins et de magnésie. Mais le corps constipé par la viande se purge moins facilement; il faut ajouter des bouillons d'herbes, et, pour chasser les résidus accumulés, on ne réussit pas toujours.

Mais les légumes purgent d'eux-mêmes, ainsi que les fruits par le glucose.

L'ancienne médecine recherchait la cause des maladies, et la trouvait assez souvent. La nouvelle cherche des réactifs, et la réaction ne se fait presque jamais. Mais aux causes que l'ancienne médecine connaissait, la chimie a apporté le contingent des autres, et, malgré la sûreté de sa méthode, ne les fait pas toujours accepter.

On saignait, parce qu'on faisait du sang. La viande exsangue n'en contient pas ; les végétaux auraient pu en fournir : on les délaisse. Pour faire du sang, la chimie apprendra à y revenir.

On purgeait, parce qu'alors la nourriture était végétale, et animale seulement dans les grandes fêtes. L'excès d'azote était rejeté, et on retrouvait l'état normal. On essaie encore de purger, mais la nourriture animale est devenue la règle, amène la constipation, et le purgatif opère plus difficilement.

Quand le purgatif n'opère pas, il reste le clystère. On l'employait déjà, on l'emploie encore. Heureux quand les deux réunis rendent au ventre la liberté qu'il avait perdue !

Au lieu de sangsues, on coupe. C'est plus radical. La sangsue avait du bon, et, quand elle ne réussissait pas, on coupait quelquefois en pleine connaissance : c'était risquer d'une autre façon. Aujourd'hui, la chirurgie endort le patient, écarte les microbes par les antiseptiques. Servons-nous-en, quand il le faut, mais guérissons si nous pouvons avant que le chirurgien ne soit nécessaire.

Par l'alimentation rationnelle, l'air pur, l'eau saine, et la nourriture saine, nous éviterons une partie des maladies; par les antiseptiques nous en guérirons un certain nombre. Par les découvertes qui se font ou qui se feront, nous compléterons. Nous comptons, comme une découverte, faute de mieux, la perfection des opérations chirurgicales, et celles des vaccinations qui ont fait leurs preuves.

Le malheur est que pour les règles de l'alimention rationnelle, comme pour la méthode des antiseptiques dans les opérations, les Docteurs se soient montrés si récalcitrants à l'origine.

Il faut s'entr'aider ! Pourquoi n'accueillent-ils pas nos découvertes plus facilement? La chimie, qui a accompli toutes les merveilles de ce siècle, et a donné la clé de tant de choses, le ferait pour eux. Mais s'ils restent à la nomenclature, aux équivalents, aux livres rudimentaires du baccalauréat, ils ne nous comprendront pas.

Il ne suffit pas pour cela de connaître même la chimie organique dans ses grandes lignes. Savent-ils, par exemple, que les produits hydrocarbonés arrêtent la fermentation : sucre dans les confitures, saindoux dans les pâtés, alcool dans les cabinets d'histoire naturelle, que l'alcool et le sucre arrêtent la fermentation dans un tonneau, et que les légumes, les fruits, le pain ordinaire et le vin sans viandes ni azotés arrêtent le diabète en paralysant l'action du glycogène, eux qui recourent à l'azote, et n'ont que de mauvais résultats?

Savent-ils que toute plaie à l'air s'oxyde,

devient acide, que l'acide dissout les chairs? De là vient ce qu'on appelle l'inflammation. Puisqu'il y a fermentation, il faut un corps gras; et puisqu'il y a un acide, il faut une base. Un mélange de chaux vive et d'un corps gras quelconque sèche la plaie en très peu de temps.

Non. Tout ce que nous savons ils l'ignorent, et tout ce que savait l'ancienne médecine ils l'ont oublié. Que s'est-il donc passé depuis trente ans? Ne serait-ce pas l'arrivée des Youpins à l'École de médecine?

De grâce, copions moins l'Angleterre et l'Allemagne, nous Français, qui savons davantage. Nélaton ne traitait pas les crises nerveuses par l'hydrothérapie froide, et les guérissait; Pasteur valait bien le juif Koch qui a disparu un beau matin, et faisait déposer 375 marcks en traitement. Claude Bernard, Berzélius, qui ont analysé toutes les substances du corps et en ont suivi toutes les transformations, et qui ont démontré l'existence d'un principe sucré dans le sang, sa production par la matière amylacée, et sa combustion donnant naissance à la chaleur vitale, et tant d'autres de nos illustrations françaises valaient bien nos modernes pédagogues, et nous avons eu bien tort d'appeler nos vainqueurs dans nos universités. Comme le disait Toussenel : toutes les chaires médicales en Allemagne sont occupées par des juifs.

XIII

L'ALIMENTATION DE L'ENFANCE

Le Docteur Brochard et le Docteur Schneider ont illustré leur carrière par les conseils qu'ils ont donnés sur ce sujet.

Qu'il me soit permis d'y ajouter quelques pages d'un homme savant quoique plus modeste, toujours à l'affût, qui a étudié dans les livres allemands, car l'antidote nous est venu du pays même d'où était venu le poison, observateur patient lui-même, M. Raquet, professeur d'agriculture dans la Somme, ayant lu les livres allemands dans l'allemand même, zélateur infatigable, ayant rectifié des erreurs dans les livres les plus en renom, qu'on ne trouve jamais sans une réponse péremptoire dans les questions de sciences, et qui au concours régional d'Amiens recevait la médaille des mains du Ministre, avec une triple salve d'applaudissements.

Il s'exprime ainsi :

— La statistique qui nous apprend tant de choses utiles, nous fournit ici un renseignement d'une bien étrange gravité.

Alors qu'on perd en moyenne, pendant l'année qui suit la naissance, 6 p. 100 des jeunes animaux de l'espèce bovine et de l'espèce ovine, ce n'est pas moins de 16 p. 100 en moyenne que nous perdons dans les jeunes enfants (1840 à 1849).

Cette perte est aujourd'hui de 20 p. 100, avec un accroissement fatalement régulier d'un centième par an (Docteur Bertillon). Rien de plus grave à signaler.

Dans les villes, comme à Amiens, la perte est plus considérable; elle est de 23 p. 100 au moins.

Ainsi donc, nous savons moins bien élever les enfants que les petits veaux ou les petits agneaux.

De quoi meurent la plupart des enfants? De maladies d'estomac et d'intestins, de gastro-entérites, nous apprennent les médecins.

Il ne peut en être autrement, car en général nous donnons aux enfants une nourriture surazotée, d'une relation nutritive trop forte de 1 : 3 au lieu de 1 : 5 (par rapport aux aliments hydrocarbonés).

Or, les matières azotées sont digérées dans l'estomac et dans l'intestin. Si donc ces matières sont trop abondantes dans l'alimentation, on comprend que l'estomac et sa suite s'en irritent, c'est-à-dire se congestionnent et s'enflamment. Ainsi naît la gastro-entérite, ou cette terrible maladie qui tue seule plus de jeunes enfants que toutes les maladies réunies.

Démontrons donc, par une courte étude de la relation nutritive considérée dans ses rapports avec la loi d'accroissement des jeunes animaux, que l'enfant qui est privé du lait de sa mère, reçoit le plus souvent une nourriture trop riche en azote.

Les besoins de l'enfant étant bien déterminés, il nous sera possible d'indiquer sommairement et pratiquement les meilleurs moyens à employer pour leur donner une juste satisfaction.

La relation nutritive du lait des principaux animaux domestiques et leur loi respective de développement.

Rappelons que les êtres s'accroissent par la multiplication de leurs cellules, et que celles-ci se multiplient par l'action d'une matière azotée qu'elles renferment, par le protoplasma ou une de ses formes, le nucléus.

Il est donc vraisemblable que lorsqu'un être vivant doit croître rapidement, il aura à sa disposition une grande quantité de matières azotées.

Si donc un petit veau double son poids en un mois, sa première nourriture ou le lait, devra être plus riche que le lait du petit enfant qui n'augmente pendant le même laps de temps que du sixième de son poids.

C'est en effet ce que l'expérience confirme.

Le lait humain a une relation de 1 : 5, et l'enfant croît d'un sixième en un mois.

Le lait de vache ou de brebis a une relation de 1 : 3, et les jeunes croissent du double de leur poids dans le même temps.

La chienne a un lait d'une relation de 1 : 1,5 ; les petits chiens triplent leur poids en un mois.

La truie a un lait d'une relation exceptionnellement forte; elle est de 2 : 1 ; aussi les petits cochons s'accroissent exceptionnellement vite, car ils quintuplent leur poids en un mois.

	Matières azotées.	Beurre.	Sucre.
Femme.	1.9	4.5	5.3
Vache.	3.7	4.05	5.5
Jument..	2.7	2.50	5.6
Chienne.	11.7	7.72	8
Truie.	12.39	6.60	0.6

De ces chiffres et des réflexions qui précèdent, il nous est facile de tirer les véritables régles qui doivent présider à l'alimentation des jeunes enfants.

Règles de l'allaitement.

Le lait de la mère est la meilleure nourriture qu'on puisse donner à l'enfant; il n'y a plus de discussion possible, puisque nous avons démontré qu'aucun lait n'a la composition du lait humain.

Vouloir remplacer le lait humain, c'est le vouloir remplacer fatalement par un lait fait pour un développement plus rapide. Là est le danger, un danger sérieux, qui tue souvent la mère et l'enfant.

Le danger est grand à la campagne, où on dispose de bon lait. Le danger est bien autrement grand à la ville où l'on n'a le plus souvent qu'un lait partiellement écrémé, un lait éhouppé.

La laitière trait son lait le soir; le matin, avant de le porter en ville, la crème est montée ; on lui enlève cette crème.

Le lait, privé ainsi d'une partie plus légère, de la crème, augmente de poids; sa densité avant l'écrémage était de 1,031 à 1,032, une fois écrémé ce lait pèse 1,033 à 1,034. Un peu d'eau donnera le poids normal ; en ajoutant de plus un peu de conservateur, ou bicarbonate de soude, le lait ne tournera pas, et tout sera pour le mieux dans l'intérêt de la laitière.

Malheureusement, pour l'enfant c'est le contraire qui aura lieu.

Le lait de vache était déjà trop riche en matière azotée et trop pauvre en matière grasse, la relation était déjà mauvaise, et voici que l'affreuse manœuvre de l'éhouppage l'a rendue plus mauvaise encore.

L'enfant paiera de sa vie un pareil trafic, et peu de personnes s'en doutent.

Le danger est des plus graves ; nous le signalons aux amis de l'enfance.

Un bon lait, riche en beurre, est encore, nous l'avons vu, trop pauvre en matières respiratoires, et trop riche en matières azotées.

De là, la nécessité de l'étendre d'une certaine quantité d'eau pendant les premiers mois, et d'ajouter à l'eau, du sucre, une décoction d'orge mondé (de riz en cas de diarrhée), ou d'eau panée.

L'homme qui connaît le mieux chez nous, peut-être, l'importante question de l'alimentation en général, le Docteur Schneider, que nous avons consulté sur la question spéciale de l'alimentation des jeunes enfants, nous a répondu que :

« Bien entendu, il faut tâtonner pour trouver la

dose d'eau d'orge (et aussi la dose de sucre dans cette orge) qui convient le mieux à chaque enfant.

« Mais on peut commencer l'allaitement artificiel du nouveau-né par un mélange à parties égales de lait de vache et d'eau d'orge, qu'on a sucré à 4 ou 5 p. 100.

« Peu à peu, à mesure que l'enfant grandit, on diminue la quantité d'eau sans jamais descendre au-dessous d'un quart. »

En terminant, il recommandait une grande propreté des biberons, etc.

M. Raquet, après avoir ainsi tracé les règles qui présidaient à la bonne alimentation de l'enfance, nous rappelait combien de ces petits êtres sont victimes de l'ignorance et du préjugé, combien notre natalité décroît, et combien sont plus nombreux ceux qui meurent dans le jeune âge.

J'insiste sur ce fait, car, malgré ces conseils si autorisés et les bons résultats qu'on en a obtenus, il y a aujourd'hui des médecins qui défendent de couper le lait, et les enfants meurent de la gastro-entérite. Nous avons pu en sauver quelques-uns en mettant en lumière ces travaux.

Le Docteur Brochard, dont les travaux sont justement renommés, recommandait aussi, quand on sèvre l'enfant, de ne pas le mettre immédiatement à la viande et au vin ; mais de mêler alternativement les laitages et les bouillies, et de ne venir que petit à petit à une alimentation plus forte, à mesure que le corps prenait de la force et de la résistance.

Enfin nous terminerons ce chapitre, en rappelant ce mot de Lavoisier qui a servi à toutes les découvertes de la chimie : *Rien ne se perd, rien ne se crée*, et j'ajoute : tout se transforme d'après des règles connues. La mère, qui veut nourrir, et être complètement mère, devra pour avoir du lait rapprocher sa nourriture de la composition du lait. C'est ainsi que les femmes de la campagne, qui se nourrissent de végétaux, y trouvent de quoi fabriquer le lactose, ou le sucre de lait, indépendamment de la caséine et de la butyrine qu'il réclame ; et qu'une Bretonne arrivant dans une maison bourgeoise, où on lui sert du bifteck et du poulet rôti, n'y trouve que de la fibrine, c'est-à-dire la matière azotée à l'état le plus compact, et la graisse la plus dure, sans sucre. Ces produits de concrétion du corps des animaux ne se résolvent plus en un liquide léger, et le sucre qu'auraient fourni la fécule et le sucre des pommes de terre, du pain abondant comme à la campagne, des navets, et des carottes, fait défaut; et le lait est coupé, comme celui de la dame de maison, qui lui a communiqué son hygiène funeste. La Bretonne, qui avait du lait chez elle, n'en a plus à Paris.

XIV

L'ALIMENTATION DES ADULTES

Dans un ouvrage précédent : *Alimentation rationnelle des plantes, des animaux et des hommes*, ouvrage approuvé par deux médecins, je m'étais étendu très au long sur les maladies causées par une alimentation trop azotée, ou trop riche en matières hydrocarbonées. A côté des menus critiquables, j'avais indiqué le genre de maladies résultant de ces régimes mal équilibrés. Les deux médecins ont eu des succès nombreux dans cette voie, et je puis dire instantanés, pour des maladies traînées 6 mois par leurs collègues ou déclarées incurables. Jamais les conseils donnés, dans les cas étudiés par nous, n'ont eu d'insuccès, mais ils ont trouvé des Docteurs infatués des formules et qui n'en ont pas voulu, n'entrevoyant que le funeste dénouement, ou des malades endoctrinés par la Faculté, qui caressait le *régime exclusif des viandes*, comme à d'autres moments celui du lait, dont l'usage abusif cause déjà des maladies; là, du moins, l'issue a été ce que nous avons indiqué.

Il ne s'agit ni de diète, ni de mettre quelques légumes de consolation sur une table surchargée de viandes; il s'agit de constater les excès par les inconvénients auxquels ils amènent, et de se souvenir que les maladies causées par la viande sont guéries par les légumes et les fruits; et celles causées par les légumes et les fruits le sont par la viande ou ses similaires.

On ne nous objectera plus ainsi que les tempéraments diffèrent, car les hommes actifs ont besoin de plus de force nerveuse que les femmes qui restent au foyer; les hommes qui vivent sous les tropiques ont besoin de moins d'aliments calorifiques que ceux qui vivent dans les pays du Nord. Mais là où il y a erreur manifeste, et besoin absolu de se soigner, c'est quand on tombe malade. Voulez-vous, si vous êtes dans la catégorie, trouver instantanément le remède, et profiter de nos études? Voilà la question.

J'inaugure donc un système nouveau; je prends les maladies connues et bien délimitées, j'en donne la cause, et j'en indique le remède.

Ceux qui essaieront pourront en attester le bien fondé, et ma conviction est qu'ils y rallieront les autres.

La voie étant tracée, les études pourront être continuées pour les maladies dont la cause et le remède nous échappent, comme le développement naturel d'une science, partie de connaissances acquises, ayant jalonné sa route, et dont le dernier terme reste à trouver.

D'abord la table analytique des aliments :

ALIMENTS AZOTÉS

	Matière azotée.	Grasse.	Hydrocarbonée.
Fromage de Brie. . . .	18	25	»
— de Gruyère. .	31	24	»
— suisse.	10	12	»
Poissons : saumon. . .	18	4	»
— homard . . .	19	1	»
— huîtres. . . .	14	1.50	»
Viande : bœuf.	18	10	»
— veau.	16	16	»
— poulet.	20	1.20	»
— mouton.. . . .	12	40	»
— porc.	11	30	»
Œufs.	12	7	»
Pois verts, fèves, lentilles ou haricots.	16	1	30
— secs.	24	2	50
Thé ou café, pour la partie dissoute dans l'eau à 100°.	10	»	»

ALIMENTS GRAS

Lard..	2	70	»
Beurre.	0.5	82	»
Huile.	»	100	»
Crème..	2.7	31.8	2.9

ALIMENTS HYDROCARBONÉS

Pain blanc.	7	1.5	54
Riz.	7.5	0.5	76
Farine avant la fermentation du levain. . . .	14	1.4	70
Pommes de terre. . . .	2.1	0.3	20.6 : eau 75
Carottes.	1.4	0.2	10.8
Oignon.	1.7	0.1	11.5
Vin.	0.15	»	10
Bière.	0.8	»	11
Cidre ordinaire.	»	»	5

Fruits. Pommes.	0.3	»	10.6; eau 83
Sucre.	»	»	100
Pruneaux.	4.74	»	63
Eau-de-vie.	»	»	40
Chocolat.	10	27	61
Vinaigre..	»	»	8

ALIMENT INTERMÉDIAIRE ET POURTANT TROP AZOTÉ

Lait (1).	3.2	3.6	5; eau 88

(1) Le lait de vache, encore trop fort en azote, surtout pour les enfants au biberon, et tellement pauvre en matières solides, qu'il en faut des quantités pour se nourrir, n'est rafraîchissant pour les malades, principalement ceux qui ont mangé trop d'azote, qu'autant qu'il est associé au pain, aux pâtes, au sucre ou aux légumes. Relation adipoprotéique 1 : 3.

MALADIES, CAUSES, REMÈDES

I

MALADIES ORDINAIREMENT CAUSÉES PAR LE RÉGIME AZOTÉ

BRONCHITE, ASTHME, CATARRHE, CONGESTIONS PULMONAIRES ET RHUMES EN GÉNÉRAL. — *Causes du rhume :* ou bien l'excès de mucosités déposées dans le sang par les matières azotées a entravé sa circulation, ou bien le froid a rétréci les canaux ; ces matières refoulées par le fouettement du sang ont afflué aux muqueuses, y ont formé des dépôts ; formées de substances fermentescibles à l'excès, elles les ont enflammées. De là, la toux, l'irritation, l'oppression, l'étouffement.

Remèdes. — Les grogs chauds, les alcools

forts comme le kummel ou la chartreuse verte peuvent les couper à l'origine; des tisanes de végétaux, la gomme, les sirops les apaisent; le régime végétal est quelquefois nécessaire si elles persistent.

Les respirations d'acide phénique, de vapeur chaude peuvent les arrêter, mais si la cause subsiste, on peut les remplacer par une autre affection sans profit, lumbago, maux de tête, etc... Les révulsifs, comme la teinture d'iode sur la poitrine font bien, mais ou la cause est l'alimentation, et il faut la corriger pour un bon résultat; ou ce sont le froid et les courants d'air, et il faut les éviter.

CALCUL, GRAVELLE. — *Causes.* Selon l'état pathologique, et l'idiosyncrasie, la maladie peut agir sur un autre point faible du corps. De là, la variété. Le calcul et la gravelle sont formés d'acide urique, qui est une combustion incomplète de la matière azotée. Une concrétion s'en est formée dans les corps, et a occasionné ces accidents.

Remèdes. — Si l'opération peut être différée, se rendre à la campagne, y vivre des produits du potager, de bon pain, de fruits; prendre du vin ou du cidre et non du lait. On aura réuni ainsi le maximum de chances de guérison. Mais si l'on continue l'hygiène de ville, ou éternisera la cause, et la nécessité des opérations.

Goutte, rhumatisme.—*Causes :* les mêmes; l'acide urique se répand dans les organes, les irrite, la combustion entière pour produire de l'urée ne s'y fait pas par l'abondance de matières azotées absorbées. On a dit que ces maladies étaient héréditaires : c'est plutôt l'hygiène défectueuse qui est héréditaire, car on les guérit. D'autres les attribuent au froid. Ce ne serait pas une raison de non guérison dans la pratique pourtant.

Remèdes. — Huit jours de légumes seuls en débarrassent; certains produits antirhumatismaux comme le vin Duflot également. Réunis, ces deux moyens peuvent débarrasser très vite. Mais pas de salicylate de soude; on en prendrait longtemps avant d'être guéri.

Diabète. — *Causes.* Le diabète est particulier aux grands mangeurs de biftecks, pâtés de foie gras, poulardes du Mans, côtelettes, homards. On le traite par la viande, et on ne le guérit pas ; on conseille le pain de gluten, et d'éviter le sucre et les féculents. Ce moyen n'a pas réussi. La matière azotée est le principe des ferments ; prise en excès, elle peut former dans le foie un ferment, appelé le glycogène, qui tranforme rapidement les fécules et les sucres en glucose, qu'on retrouve dans les urines ; la fermentation hâtive de ces produits amène une fatigue générale, et un excès d'acide carbonique dans le sang.

Remèdes. — Prendre du pain blanc, des légumes et du bon vin, vin muscat de préférence ou même des alcools ; en rétablissant une proportion plus forte de matières hydrocarbonées dans le sang, la fermentation se tempère, et on est débarrassé au bout de quelques jours. Il y en a des exemples qu'on peut citer. Ceux qui suivent un régime, disent les médecins, ne s'en portent pas mieux ; ceux qui n'en suivent pas, ne s'en portent pas plus mal. Mais ceux qui suivent celui-là, sont guéris, ce que j'ai vu.

Abcès. — *Causes* : Le sang chargé de matières solides en excès s'arrête dans sa circulation d'une manière locale; les substances putréfiées que le corps rejette normalement sont immobilisées; la putréfaction gagne sans écoulement, et finit par se faire une ouverture pour s'écouler au dehors.

Remèdes. — On peut clarifier le sang par un purgatif qu'on rend plus actif au moyen de bouillons verts pris toute la journée, sans aliment azoté jusqu'au soir; souvent l'abcès est résorbé dans la soirée. Deux jours de légumes et végétaux sans viandes ni corps azotés opèrent de même. L'inflammation disparaît peu à peu, puis vient le calme et la santé.

Migraines, douleurs, maux d'estomac. — *Causes* : Arrêt de la circulation du sang, excès de viandes dans l'estomac.

Remèdes. — Quelques légumes, un verre

de liqueur suffisent à calmer quand le mal est peu prononcé. On peut augmenter, si le mal persiste. Il disparaîtra certainement par les végétaux.

L'antipyrine n'est pas sans danger; la pepsine n'est qu'un palliatif insuffisant, et à recommencer continuellement.

ANÉMIE, ou *privation de sang*. — *Causes :* Les globules du sang formés par la chlorophylle des plantes font défaut, parce qu'on mange trop peu de pain, de légumes, de fruits; la viande ne donne qu'un produit solide et sans globules, pas de combustible, et conséquemment pas de chaleur et de circulation dans le sang, pas de réparation des forces nerveuses, le fluide moteur venant à manquer, lui qui distribue la force et la vie dans le corps humain. L'air des calorifères, poèles et autres appareils de chauffage contient de l'oxyde de carbone qui transpire à travers la fonte rougie, et atrophie les globules du sang. On vit renfermé, sans appétit, sans air, sans exercice.

Remèdes. — Le fer le plus assimilable est dans la chlorophylle des plantes, et surtout des plantes vertes : épinards, oseille, et même un peu des pommes de terre; la chaleur des aliments dans le pain, le vin, les légumes et les fruits. Il faut le grand air pour rendre leur énergie aux globules atrophiés; l'exercice pour retrouver l'appétit.

Comme médicaments : l'hémoglobine, formée de globules de sang dans une liqueur; et des stimulants, comme le quinquina avant les repas.

Cancers. — *Causes :* Une alimentation trop azotée, ou la nicotine du tabac, en un mot un ferment azoté décomposant le sang.

Remèdes. — Les chirurgiens les coupent, mais ils repoussent; donc la cause est dans le sang. Il faut le guérir, en supprimant la cause.

Crises nerveuses; insomnies. — *Causes :* L'aliment azoté, agissant sur les nerfs les surexcite.

Remèdes. — Les médecins conseillent le bromure, qui fait des ravages dans le corps. Le régime végétal calme les nerfs.

Autres causes d'insomnie. — Un dîner copieux, c'est-à-dire un ensemble de forces considérables avant d'aller coucher; l'agitation.

Remèdes. — Manger moins, se coucher plus tard, ne pas s'agiter.

Constipation. — *Cause :* la viande constipe; elle n'a pas de fermentation dans l'intestin.

Remèdes. — Manger des légumes, et les manger même un peu gras; manger des fruits et des pruneaux. On ne doit pas garder la constipation, qui empoisonne le corps de résidus non éliminés, et cause mille maladies.

Apoplexie. — *Cause :* arrêt de la circulation d'un sang trop chargé de matières solides, c'est-à-dire de viandes et similaires.

Remède. — Si on revient des attaques, se mettre à une alimentation plus végétale.

PARALYSIE. — *Causes :* arrêt local de la circulation du sang.

Remèdes. — Les purgatifs, un régime végétal, et des blassages avec de l'alcool et des produits qui brûlent dans le sang.

II

MALADIES ORDINAIREMENT CAUSÉES PAR LE RÉGIME HYDROCARBONÉ

DIARRHÉE. — *Causes :* 1° la fatigue causée par un grand travail, avec un régime exclusivement végétal ou à peu près; 2° une cuisine trop grasse; 3° des aliments ayant un commencement de pourriture, ou la respiration d'un air malsain.

Remèdes. — 1er cas : viandes grillées sans graisses; le poulet rôti ou le bifteck grillé sans pain, sans légumes et sans vin la coupe instantanément; 2e cas : supprimer la graisse dans l'alimentation, et en attendant prendre des cônes de bismuth; 3e cas : un verre ou deux de limonade sulfurique. *Ne pas mêler ces deux médicaments.*

Les maux d'intestin sont aussi causés par le froid. On guérit par la flanelle, la chaleur, les vêtements chauds dans ce cas particulier.

Fièvres chaudes ; faims continuelles ; affaiblissement. — *Causes :* Ce sont les signes d'une alimentation exclusivement hydrocarbonée et végétale. Les calories fournies par cette alimentation sont trop fortes ; se méfier surtout des vins et alcools. Cette alimentation manque d'aliments plastiques et nerveux ; de là, ces réclamations de l'estomac, et cet affaiblissement des nerfs.

Remèdes. — Joindre à son alimentation la viande, le fromage, les œufs ou les poissons en plus grande quantité. Prendre du café et du thé.

Phthisie pulmonaire. — *Cause :* L'azote produit les maladies du sang, le carbone celles des poumons.

Remède. — On soutient aujourd'hui les phthisiques en les nourrissant plus fortement en aliments azotés, et en les envoyant respirer un air excellent.

III

MALADIES ORDINAIREMENT CAUSÉES PAR LA GRAISSE

Obésité. — *Causes :* C'est ordinairement la graisse absorbée qui cause l'obésité, mais pas seule; en excès, elle purgerait plutôt. Elle doit, pour cela, être associée à l'azote qui forme le protoplasma donnant l'augmentation des cellules, que la graisse emplit. Il faut se méfier de l'obésité; elle alourdit le corps, le rend inerte, et incapable d'exercice. La viande fortement engraissée, produit d'une part la constipation, et de l'autre l'assimilation de la matière grasse comme conséquence.

Remèdes. — Régime végétarien, peu assaisonné en graisse comme à la campagne, une occupation active, amenant à perdre la graisse par transpiration; ne pas craindre les faibles dérangements intestinaux qui débarrassent. Ce régime n'est pratique qu'à la campagne. Il suffirait de manger comme les paysans, et de faire la moisson comme eux, pour perdre une partie importante de son poids.

TUMEURS GRAISSEUSES; KYSTES. — *Causes :* Il y a des graisses liquides, les huiles; semi-liquides, le beurre par exemple; solides, comme la stéarine du mouton fondant à 70°. Ces graisses mêlées, entrant dans le corps, les plus fusibles s'éliminent les premières, les plus solides s'accumulent. La dégénérescence de la graisse est le kyste. L'usage des viandes de choix, fortement engraissées dans nos fermes, les amène.

Remèdes. Le remède est plutôt préventif que curatif. On évite ces maladies en évitant de composer son alimentation, comme le font certaines personnes, de côtelettes, biftecks, gigots, etc. Les remèdes qui pourraient agir au début deviennent impossibles à un moment donné, quand les intestins sont recouverts par exemple. S'il se forme des kystes, l'opération devient nécessaire. On envie la santé des personnes grasses ; celles qui sont maigres en général se portent mieux, et vivent plus longtemps.

IV

MALADIES CAUSÉES PAR LES FERMENTS PUTRIDES

Maladies infectieuses; fièvre typhoïde, choléra. *Causes* : La cause de ces maladies peut être un ferment de putréfaction amené soit par des bouches d'égout, par des tas de fumiers voisins et amoncelés, soit par des fosses de dépôt où on mêle les urines et l'alcali du savon ou du carbonate alcalin, soit par l'eau chargée de détritus organiques et de microbes qui en vivent, soit par des aliments putréfiés, cette dernière cause surtout pour le choléra et la diarrhée cholériforme. Telles sont les causes qui développent le choléra en Égypte, ou la fièvre typhoïde à Paris.

Remèdes. — On évite ces fièvres infectieuses en écartant ces causes d'infection de l'air. On les trouve quelquefois à la campagne; on les trouve à la mer, lorsqu'on y jette des matières infectes que la mer rejette toujours sur ses plages. On les évite, en ne buvant que des eaux saines, que le chlorure d'or ne noircit pas, et qui n'ont pas reçu de matières organiques. Même filtrées et bouillies, ces eaux sont nocives, ou peuvent le redevenir rapidement. Mais l'eau du ciel, malgré les fumiers épandus sur les terrains qu'elle traverse, s'est purifiée dans l'argile; elle a toutes les qualités d'une bonne eau, et a dissous les substances nécessaires pour une bonne nutrition dans le sol. Elle forme les sources souterraines, est meilleure sur les hauteurs, trop souvent en communication avec les rivières dans les bas-fonds, et les rivières sont devenues un dépotoir universel.

Enfin, les viandes et poissons faisandés; les melons, les fruits avancés surtout et dont l'acidité a été détruite, ou pris par excès, peuvent amener des diarrhées, dont l'aggravation est à craindre en temps d'épidémie. L'usage du citron sur le poisson, du vinaigre sur la viande sont à conseiller; on a guéri le choléra au moyen d'une bouteille de limonade sulfurique à prendre dans un jour, ailleurs avec du Bordeaux contenant un peu d'acide phénique.

Il faut se garer de l'odeur des vapeurs excrémentielles des cholériques, des viandes rapidement faisandées en temps d'épidémie, et des eaux insalubres.

Gangrène. — *Cause* : Un mauvais ferment qui se trouve sur une plaie ouverte.

Remède. On l'évite au moyen d'eau légèrement chlorée ou phéniquée, et de tous les antiseptiques en général. Il faut de plus une grande propreté; on n'a jamais trop de précautions, surtout en été; dans les soins après les opérations, tout doit être stérilisé ou passé aux antiseptiques. Malheureusement les antiseptiques sont aussi pour la plupart des corrosifs. Ce qui tue le microbe tue l'homme.

V

POISONS

Les uns agissent en coagulant l'albumine, et faisant conséquemment des brûlures, comme l'arsenic et le phosphore; d'autres en atrophiant les globules du sang et neutralisant le rôle du fer, comme l'oxyde de carbone, l'acide sulfhydrique, cyanhydrique; d'autres, en paralysant le système nerveux, comme la strychnine ; d'autres, par des ferments délétères, comme les champignons ; d'autres, par leur causticité, comme l'acide sulfurique.

Règle générale. — La première préoccupation doit être de rendre le poison; ordinairement, de l'eau tiède et de l'émétique. Puis, étudier les propriétés des corps vénéneux pour les combattre. Ainsi, pour l'oxyde de carbone, de l'oxygène, le grand air. Pour l'acide sulfhydrique ou cyanhydrique, la respiration du chlore. Pour l'acide sulfurique, de l'eau et de la magnésie calcinée. Pour la généralité, former un composé insoluble qui s'élimine de lui-même. Pour les poisons proprement dits, les livres de chimie l'indiquent. Malgré cela, il reste des traces, il n'y a pas d'antidote parfait, ni pouvant être administré assez vite.

VI

DIVERS

Rouge des yeux. — *Cause :* Le froid a rétréci les petits vaisseaux, le sang ne circule plus, il se produit de l'inflammation par la décomposition sur place sans renouvellement.

Remèdes. — De la chaleur, des boissons chaudes et alcooliques ; le lit.

Plaie. — ***Moyen de sécher une plaie instantanément,*** quand il n'y a pas de substance mauvaise, corps étranger ou infection à craindre d'emprisonner : la chaux vive, en morceaux, pulvérisée au marteau, et mêlée d'un corps gras quelconque. Quand il y a un corps étranger ou de l'inflammation, un cataplasme.

Boutons. — *Moyen de les faire disparaître ;* en les imbibant d'acide phénique dissous dans l'alcool de temps en temps.

Maux de dents. — Si c'est le nerf qui est à jour, sensible au chaud et au froid, faire appliquer par le dentiste un peu d'acide phénique concentré, ou d'acide arsénieux sur un tampon d'ouate. Si c'est un gonflement des gencives, traiter comme les abcès.

Engelures. — Causées par le froid et l'humidité combinés, les engelures se passent en évitant les vents coulis, les carrelages froids ; et en restant dans des appartements chauffés uniformément. Il n'est pas bon de ne chauffer que les extrémités du corps, car le sang circule. Il faut que tout le corps ait chaud.

Lumbago. — Comme toutes les douleurs, c'est un arrêt de circulation du sang, une congestion causée ou par le froid ou par l'épaississement du sang. On le traite à peu près comme les rhumes et bronchites. Rechercher la chaleur, surtout la chaleur du lit, bien se couvrir pour rétablir la circulation du sang; et si le mal de reins persiste, aborder carrément le régime végétal, et les tisanes alcoolisées.

ENTORSE. — L'entorse ou foulure est souvent compliquée d'une déchirure des ligaments. Pour faire une cicatrice intérieure, c'est six semaines de repos; on peut opérer des massages à l'huile et autres systèmes actuellement préconisés qui font bien.

VII

EXCÈS

Ce n'est pas la philosophie qu'il faut appeler au secours de la raison défaillante ; j'aurai la franchise et le courage de le dire : c'est la religion. Avant que le Christ eût donné l'exemple sur le Golgotha d'immoler la chair et l'orgueil révoltés, la philosophie n'avait ni rectifié les abus du despotisme et de l'orgie qui asservissaient le monde, ni fait prévaloir dans le cœur humain l'amour du Beau et du Bien suprêmes, ni enfanté l'héroïsme des dix-huit millions de martyrs qui scellèrent de leur sang les bases nouvelles de la civilisation chrétienne, quand la corruption païenne eut perdu jusqu'à la notion même de la vertu.

La philosophie manquait de base et de sanction. De base, car le cœur et la raison avaient abdiqué : en haut, la tyrannie la plus outrageante et la plus cruelle, en bas la servilité la plus abjecte, et partout le débordement des mœurs : le vice eut ses autels et devint un objet du culte; l'humanité dégradée peupla l'Olympe à son niveau abaissé. De sanction, car comment demander aux hommes de rompre avec des habitudes reçues, les foudres du pouvoir, le ridicule de se singulariser, sans l'appui et l'intuition d'un principe supérieur? Sans une notion claire de la vie future, récompensant les vertus, et châtiant les crimes d'ici-bas? Sans les miracles éclatants de l'Évangile, certifiés par l'histoire universelle, et les prophéties du monde entier accomplies à la lettre par la régénération chrétienne, et la venue du Désiré des nations?

J'ai prouvé ailleurs la vérité absolue de ces textes, que ceux qui avaient vu et entendu n'hésitèrent pas à certifier au prix de leur vie. Le Christ a été honoré, le monde régénéré, la civilisation chrétienne s'est étendue sur le monde. L'âme de nos pères s'est ouverte aux enseignements du Sauveur, et de nouveau elle a fait régner la justice et la miséricorde oubliées.

Et, quand un esprit nouveau, semé par ceux qui ont persécuté les prophètes, haï Jésus à cause de sa doctrine humanitaire, et nous poursuivront de leurs haines jusqu'à la fin, comme parle saint Paul, est venu ressusciter le despotisme et l'orgie d'un paganisme restauré, pour la jouissance d'une ploutocratie formée de vol et d'usure ; et l'asservissement des travailleurs, tombés au niveau de l'esclave antique et d'une chose mercantile ; quand la Pitié a dû remonter vers les cieux, impuissante et découragée, comment veut-on que j'hésite à proclamer ma foi, et que je renie cette race juste et forte de nos Pères, si pleine d'élan, de noble enthousiasme et d'équité, pour retourner à la pourriture de Rome et d'Athènes, objet d'admiration de nos maîtres du jour, ou à l'usure de Jérusalem?

Des fêtes et des jeux étaient donnés au peuple, pour endormir ses plaintes dans l'avachissement, qui, sinistre présage et attentat permanent contre les lois d'où dépendent la force et la grandeur des États, prépara la destruction de la race.

Non, non, plus hauts sont nos cœurs, et plus fières nos âmes ! A ces renégats de l'ancienne Alliance divine, qui veulent ressusciter les hontes et les crimes du paganisme romain, je jette ce cri des martyrs, dans l'arène du cirque : JE SUIS CHRÉTIEN ! Ce cri était le cri anticipé de l'avenir, de la délivrance du monde, de sa civilisation.

Prolétaires, vous souffrez, parce que le christianisme social est détruit, ne vous protège plus, et que les doctrines de justice sont foulées aux pieds. Riches, vous tremblez, parce que vous n'avez plus le paratonnerre de la charité, et que l'origine de vos richesses est suspecte, dans un temps où celles qui ont une source impure s'étalent cyniquement. Grande et belle race française, vous vous pervertissez, parce que vous avez prêté l'oreille aux chants de la sirène, qu'Israël vainqueur traînait dans toutes vos foires, pour avachir, empoisonner et tuer la forte et vaillante race qui fut la nôtre, et vous vous êtes endormie sur un volcan.

Brisez ces filets, ourdis par des charmes calculateurs ; regardez la Bourse et l'Académie en face, et purgez-les de ces conquérants de l'or, de ces spéculateurs sans limites, de ces accapareurs éhontés : *La France aux Français !*

Et quand, dans nos Facultés, vous trouverez le venin, au lieu du lait de cette Auguste Mère, écrasez la vipère, pour que le venin disparaisse avec elle... 1870 ! Date fatale, où nous fûmes envahis. Tout ce qui faisait la force morale : la foi au Christ ; tout ce qui faisait notre richesse : la justice dans les transactions internationales ; tout ce qui faisait la prééminence de notre science dans le monde : la patience dans les recherches, la loyauté dans les proclamations, le souci des fortunes et des santés, fut atteint. L'étranger prit place dans nos chaires d'enseignement, celui-ci se corrompit peu à peu, déclina, se déconsidéra outrageusement quelquefois ; et voilà que des colonies y viennent du dehors pour nous supplanter : JE SUIS FRANÇAIS !

Mais pas seulement le juif et l'allemand, le protestant, lui aussi, a envahi ces chaires ; Thiébaud, dans une remarquable conférence, a prouvé que les protestants en faible nombre dans la nation pullulent dans l'enseignement, que la religion est inhérente à la race, que leurs sentiments sont presque toujours ceux de l'étranger, et qu'ainsi la puissance et le prestige de l'étranger ne rencontrent plus l'obstacle qu'ils devraient rencontrer en France; nous sommes en majorité violentés dans nos croyances; nos colonies et notre prestige passent à l'Angleterre et à l'Allemagne, et l'étranger s'infiltre de plus en plus à la tête des grandes fonctions sociales, sans même se soumettre au verdict du suffrage universel, à la faveur du protestantisme, qui nous supplante : JE SUIS CATHOLIQUE !

Et, quand ces principes seront reconnus, peu à peu l'élément malsain, celui qui se sera corrompu sera éliminé, l'épuration se fera, et les grands principes que j'ai proclamés revivront.

Nous sortirons alors des excitations dépravées, de cette vie fiévreuse et des doctrines de mort, qui ne laissaient au Français que le choix pour mourir de faim dans notre beau pays, en face de l'étranger chargé de nos dépouilles.

Et, recherchant loin des centres troublés, de la capitale envahie, nous retrouverons ces familles où la tradition s'est conservée, honorées des populations qui les entourent, et en même temps la frugalité, le bon air fortifiant, l'eau saine des sources pures, le respect de la famille, la cordialité, l'union et la santé. Nous constaterons une fois de plus ce précepte de saint Mathieu dans l'Évangile : *Cherchez d'abord le royaume de Dieu, et tout le reste vous sera donné par surcroît.*

ÉPILOGUE

Γνωθι σεαυτον, *connais-toi toi-même*, disaient les Sages de l'antiquité. Un homme, avec ces notions, doit savoir ce qui lui est utile ou nuisible, car la nature et le goût lui servent de guides continuels.

Mais il doit aussi chercher à connaître le monde qui l'entoure, et qui a une action si grande sur tout ce qui le concerne, ses lois, ses produits, ses phénomènes, aujourd'hui éclairés par la science.

Et, en rapprochant l'ensemble de ces phénomènes et des lois qui les régissent, il finira par en découvrir l'harmonie, et ce plan si parfait tracé par une Trinité de Puissance, de Sagesse et de Bonté, qui a tout fait et préside à tout, et dont les lois ne sont pas violées impunément.

C'est la science des sciences, et ses connaissances, unes comme leur Auteur, sont celles de l'Art par excellence, accessible aux simples comme aux savants.

Dieu est le Père de tous, le *Père excellent artiste* de l'univers, Πατερ αριστοτεχνης, dont les lois morales sont comme les parties d'un admirable ensemble, unissant dans un accord parfait la Science et la Foi.

Et, en refoulant les faux doctrinaires, nous retrouverons les gloires du passé, car nous retrouverons ces principes, sans lesquels on ne fait rien de stable : la conscience et la vérité.

La nation, vaillante et chevaleresque, prendra alors, à la tête des nations, la place qui lui est due. Surprise au point de vue des armes, elle était supérieure au point de vue de la science. Pourquoi avoir appelé nos vainqueurs dans nos facultés, avoir fait litière de l'ancien enseignement, et des nouvelles découvertes françaises ?

Pourquoi avoir admis si facilement les juifs, qui n'ont même pas d'après leur code religieux souci de notre existence? Ils nous perdent en politique, nous avachissent au point de vue de la foi, nous ruinent au point de vue des richesses.

Et ce sont eux les grands réformateurs de nos écoles, les soutiens de nos santés, les confidents de nos familles!

Et des colonies de juifs russes envahissent nos écoles de médecine. Ce seront les médecins de demain dans nos villes et nos campagnes, plus facilement reçus aux examens que les Français, dans les hôpitaux et ailleurs.

Et s'ils observent les conseils des grands satrapes et rabbins de Constantinople en 1489, et les préceptes du Talmud, ils ne respecteront pas même nos santés et nos vies. Respecteront-ils davantage les croyances locales! Ne seront-ils pas des agents de troubles et de perturbation? Avec les instincts de leur race, n'encourageront-ils pas les émissions malsaines? Ne majoreront-ils pas démesurément les honoraires?

Après l'invasion des soldats de Germanie, a dit Drumont, est venue celle des financiers, et j'ajoute : et celle des Juifs dans nos Facultés.

Le mal est stigmatisé maintenant. A la France de réclamer le remède!

APPENDICE

ROLE DES ÉLÉMENTS CHIMIQUES

OXYGÈNE

L'oxygène sert à la respiration. Absorbé dans les poumons par les globules du sang, il est porté dans tous les organes, et sert à la combustion de la matière organique. L'homme brûle en moyenne 240 grammes de carbone par jour, et absorbe conséquemment 640 grammes d'oxygène pour produire 880 grammes d'acide carbonique. En outre, la combustion s'opère également par les pores de la peau : respiration cutanée.

L'homme stérilise donc par jour 2 mètres cubes 1/4 d'air, mais l'air se chargeant d'acide carbonique, de vapeurs et de miasmes dégagés par le corps humain, il en faut beaucoup plus pour ne pas être incommodé. Les appareils de chauffage doivent être d'un bon tirage, dégageant le moins possible d'oxyde de carbone, quoique, avec le charbon et la fonte, on ne puisse l'éviter; il faut se méfier des clés, qui font refluer les gaz de la combustion dans les appartements. Les meilleurs sont ceux qui sont garnis de carreaux réfractaires à l'intérieur, et dont le tirage est réglé par l'entrée de l'air et non pas par la sortie de la fumée.

L'air chauffé par le soleil contient de la vapeur d'eau; ces appareils doivent donc être munis de réservoirs d'eau; sinon, l'air chaud dessèche les yeux, la gorge, les muqueuses. En dessous de 50 degrés d'hygrométrie, l'air chaud devient accablant, se porte à la tête et fatigue les organes.

Il est bon de sortir, de prendre l'air, de ne pas rester dans ces atmosphères confinées et de demander au mouvement et à l'exercice la chaleur qui manque aux températures hivernales.

Le meilleur chauffage est le chauffage au bois pour la santé.

L'oxygène, à l'état d'ozone, sert à combattre les miasmes pestilentiels.

HYDROGÈNE

Il n'y a pas d'hydrogène libre dans le corps. L'hydrogène combiné avec l'oxygène forme l'eau. Il n'y a pas de vie animale ni végétale sans eau ; la fermentation est impossible sans une quantité suffisante d'eau. Le lait en contient 88 p. 100, le sang 80, la viande au moins 70, les aliments secs 25 ; certains légumes 80, le vin 80 à 90.

Il en faut 1,200 grammes pour le lavage du corps et pour dissoudre les résidus, 400 pour la transpiration. Elle est fournie par les boissons et l'eau qui entre dans les aliments.

Une eau digestive doit contenir de l'oxygène dissous, des chlorures, des phosphates, de la soude combinée, le moins possible de calcaire si elle sert à la cuisson des légumes, et pas de matières organiques.

L'eau du ciel, qui s'infiltre à travers les terrains et forme les sources, prise sur les hauteurs, répond à ces conditions; mais l'eau de gouttière, quand elle n'est pas souillée, est meilleure pour la cuisson des légumes.

En été, où on évapore davantage, il faut boire davantage d'eau. Les citronnades un peu acides, le café froid, les boissons à l'eau glacée prises avec précaution, sont ce qui désaltère davantage; pas d'excès d'alcools pendant les chaleurs.

Il y a à recommander également la propreté; l'eau nettoie les pores de la peau, lui permet de remplir ses fonctions et d'éliminer les substances nuisibles qui s'y concrètent. Mais c'est un abus de savonner continuellement la peau; l'alcali du savon la dégraisse et l'expose aux crevasses en la durcissant comme la peau qui aurait passé au tannage.

AZOTE

L'homme en consomme environ 20 grammes par jour, sous forme de matière azotée, similaire de l'albumine. On multiplie par 6,25 = 125 grammes de matière albuminoïde ou de matière protéique.

Fonctions de la matière albuminoïde : 1° Elle se brûle par le travail, se transforme en urée, et est éliminée par les urines.

2° Elle forme le protoplasma et le dédoublement des cellules, les augmente, et concourt à la croissance et à la formation de la chair. Elle forme les muscles, et entre dans la composition des nerfs. Elle concourt au *volume* du corps.

3° Elle subit dans les intestins la fermentation ammoniacale, qui transforme la matière hydrocarbonée pour la rendre assimilable, non qu'elle fasse seulement de l'ammoniaque, mais de l'ammonium, en dégageant l'hydrogène à l'état naissant, principe des gaz intestinaux et en réduisant les substances dont la sélection se fait surtout au cerveau : huile phosphorée, même la graisse quelquefois, etc. L'alcool également se rend au cerveau, l'atrophie quand il est en excès, mais y favorise la chaleur, la circulation et le travail, en quantité pondérée. Il y a des liquides dans l'œil qui ne contiennent que du carbone et de l'hydrogène, des substances réduites par conséquent.

Souvenons-nous qu'une fermentation bien conduite exige de l'eau, de la chaleur, des substances azotées sans excès, et des matières hydrocarbonées. Sans ces dernières, il peut y avoir pourriture, il n'y a pas de fermentation proprement dite.

PHOSPHORE

Le phosphore, à l'état de phosphate tribasique de chaux, forme 75 p. 100 de la masse des os calcinés. Il est mêlé de carbonate de chaux et de gélatine. Si la gélatine est en excès et fermente, c'est la carie des os; si le carbonate de chaux est en excès, on a des os cassants. Le phosphore existe dans le cerveau, les muscles, la moëlle épinière. C'est un des principes du système nervo-cérébral et de la vie. Il est nécessaire à la génération.

Mais le phosphore ne se trouvant pas dans

la nature à l'état fluide, n'existe en quantité appréciable que dans les minéraux; on doit en faire des apports dans les terres arables épuisées, où il disparaît d'année en année; l'eau potable, la viande, et les plantes bien cultivées en contiennent de faibles proportions; les poissons, un peu plus.

On voit par là qu'il est bien utile de phosphater les récoltes, pour les rendre plus propres à l'alimentation humaine, de varier sa nourriture et de manger des poissons de mer. Généralement les aliments en contiennent fort peu, et les tempéraments ont besoin de phosphates. Les urines en éliminent encore.

On ordonne du phosphate pour la croissance, et dans les soins après fracture des os.

ARSENIC

L'arsenic n'existe pas dans le corps; il semble plus propre à y exercer des ravages qu'à lui être utile. Il coagule l'albumine, et forme des piqûres d'arsenic. On l'a employé comme dépuratif, mais tout organe touché par lui est brûlé.

CHLORE

Les aliments doivent être assaisonnés de sel marin, ou chlorure de sodium. L'acidité qui règne dans l'estomac en sépare de l'acide chlorhydrique, qui sert à la digestion. La soude, réduite par l'alcalinité du sang, se retrouve dans la salive et les mucosités.

BROME

Le brome n'existe pas dans le corps humain. Les bromures et iodures peuvent comme les chlorures fournir des acides bromhydrique et iodhydrique, qui se décomposent spontanément en laissant du brome et de l'iode.

Ces corps, par leur action sur l'ammoniaque et les hydrogènes combinés, sulfurés, carbonés, etc., peuvent passer pour dépuratifs, mais le brome exerce une action néfaste sur le cerveau.

IODE

A ce point de vue, l'iode offre moins de

dangers; l'eau des mers, les vapeurs de l'Océan, les sources en contiennent de faibles quantités. On a constaté son utilité pour faire disparaître les goîtres, dans les pays de montagnes, où l'on boit l'eau provenant de la fonte des neiges, qui, n'ayant pas eu le temps de dissoudre des sels, comme celles qui circulent dans les couches souterraines, ne contenait pas d'iode.

L'iode, par son action sur les éléments de l'eau, peut être considéré aussi comme un comburant et un dépuratif, activant la combustion des divers éléments du corps pour en renouveler les matériaux.

Il tue les leucomaïnes et les anérobies.

SOUFRE

Toutes les terres contiennent du sulfate de chaux; on en retrouve dans les cendres des végétaux, et du soufre dans certaines huiles essentielles, comme celles des oignons. Il entre dans la composition de la matière azotée.

Le corps humain en contient dans cette dernière. C'est lui qui, combiné avec l'hydrogène à l'état naissant, donne aux gaz intestinaux leur odeur nauséabonde. Il y remplit un rôle cependant; on en ordonne quelquefois pour favoriser l'expulsion de matières nuisibles à la santé du corps, quand elles séjournent.

CARBONE

Le carbone existe dans le corps à l'état de substances organiques, contenant l'hydrogène et l'oxygène souvent combinés dans la proportion de l'eau. Ces matières fermentent, dégagent de la chaleur, et émettent de l'acide carbonique, mêlé de vapeur d'eau.

La substance azotée qui contient de plus l'azote ne brûle, quant à elle, que par le mouvement, après hydratation, et en dégageant des hydrates de carbone combustibles.

Le carbone, qui forme le résidu de toutes les substances animales ou végétales, calcinées à l'abri du contact de l'air, est donc l'un des principaux agents et constituants du corps. C'est lui qui a été surtout oublié dans l'alimentation moderne. Il faut y revenir et ne pas condamner le pain blanc, les légumes, les sucres et les alcools qui nous le fournissent. Le pain complet étânt surazoté a de nombreux inconvénients pour ceux qui mangent une proportion déjà trop grande d'aliments azotés.

Le carbone, uni surtout à l'hydrogène, est le principe aussi des substances grasses. Elles servent à la digestion des légumes et des viandes, rendent les chairs plus souples, graissent les articulations, entrent dans la composition du cerveau et des organes: en excès, elles remplissent les cellules, les atrophient, et causent diverses maladies.

Ne pas prendre des graisses pour former des huiles nécessaires au corps; mais on peut prendre des huiles pour former des graisses. Les salades à l'huile ont donc aussi leur utilité. Ne proscrivons rien.

POTASSE

Le corps humain ne contient guère de potasse; elle a peu d'utilité, on s'en sert comme diurétique.

SOUDE

Mais la soude, qui se trouve dans la salive, les urines, exerce une fonction de dissolution dans le corps, soit pour les aliments, soit pour le nettoyage.

Les sels de soude et de magnésie servent de purgatifs.

CHAUX

La chaux entre dans la composition des os, combinée aux acides phosphorique et carbonique.

FER

Le fer forme la partie active de la chlorophylle des plantes et des globules du sang. Il semble qu'il soit dans la première à un état similaire du protoxyde pour absorber l'acide carbonique que la plante réduit, dans les seconds, à l'état de peroxyde pour brûler la substance organique dans le corps.

ANTIMOINE

L'antimoine, n'étant réellement soluble que dans l'acide tartrique, a servi à faire l'émétique, comme vomitif. Le sulfure sert pour le *semen contra,* pour l'expulsion des vers.

Les autres sels d'antimoine étant vénéneux, on ne s'y est point hasardé.

ARGENT

Le nitrate d'argent forme la pierre infernale.

SELS MÉTALLIQUES EN GÉNÉRAL

Ces sels, en général, exercent des ravages dans le corps : sels de baryte, de mercure, de cuivre, de zinc, etc., etc. Les uns brûlent, les autres atrophient, les uns font des précipités dans le sang, les autres exercent une action délétère sur les nerfs.

Ne voulant pas encourager le système d'expérimentation à l'infini dans cet ordre de réactions, nous passons.

ANTISEPTIQUES

Les acides sulfurique, phénique, etc., le bichlorure de mercure, la teinture d'iode, tout ce qui attaque vigoureusement les tissus ; et aussi des calmants, comme l'essence de cannelle, microbicide par excellence, l'iodoforme, tout ce qui arrête la vie peut être employé contre les microbes ou la pourriture, à l'état infinitésimal ou d'une manière localisée.

Ce sont des agents précieux, mais réclamant une application expérimentée.

Et c'est tout, car nous ne voulons nous lancer ni dans les alcaloïdes, ni dans les réactifs nombreux, comme les nomenclatures organiques, pour morphiniser les uns, strychniniser les autres, chloroformer ceux-ci, chloréthyliser ceux-là.

Chacun son rôle, et tant mieux pour ceux à qui cela aura fait du bien. Un homme, dans toute l'acception du mot, doit savoir se gouverner; sinon, il sait moins que le mécanicien qui dirige sa machine, que l'éleveur qui nourrit ses petits veaux et ses petits agneaux. Les réactifs n'y feront rien.

Quand la bielle est cassée, on renvoie à l'atelier. Quand le petit veau se meurt, on appelle le vétérinaire. Mais si la bielle s'est cassée par négligence à graisser les coussinets, si le petit veau se meurt pour avoir donné à la mère des betteraves fermentées, le petit agneau pour avoir donné des hivernaches et des lentillons aux mères, le cheval pour lui avoir présenté trop de féveroles, et ainsi de suite, le mal recommencera.

Nos mécaniciens et nos vétérinaires s'en préoccupent. Espérons que nous aurons bientôt des médecins qui se convaincront aussi davantage de ce fait, que le jeu des forces alimentaires absorbées suivant les principes et l'étude des harmonies vitales de la nature, ont souvent plus d'influence que l'expérimentation des réactifs les plus variés et les moins inoffensifs, pour rendre au corps humain, la merveille de la création divine, la vie qui s'était étiolée, et la santé qui avait disparu.

On ne remet une machine en état qu'en en connaissant bien le fonctionnement. On ne guérit qu'en étudiant à fond les fonctions du corps humain pour les rétablir, les propriétés des substances invoquées pour ramener l'harmonie.

FIN

SAINT-DENIS. — IMPRIMERIE H. BOUILLANT, 20, RUE DE PARIS.

www.ingramcontent.com/pod-product-compliance
Ingram Content Group UK Ltd.
Pitfield, Milton Keynes, MK11 3LW, UK
UKHW021309190726
13839UKWH00007B/556

9 782329 571867